பேரிச்சம் பழம்

வி.எஸ்.ரோமா

ISBN 978-1-63904-977-6

பொருளடக்கம்

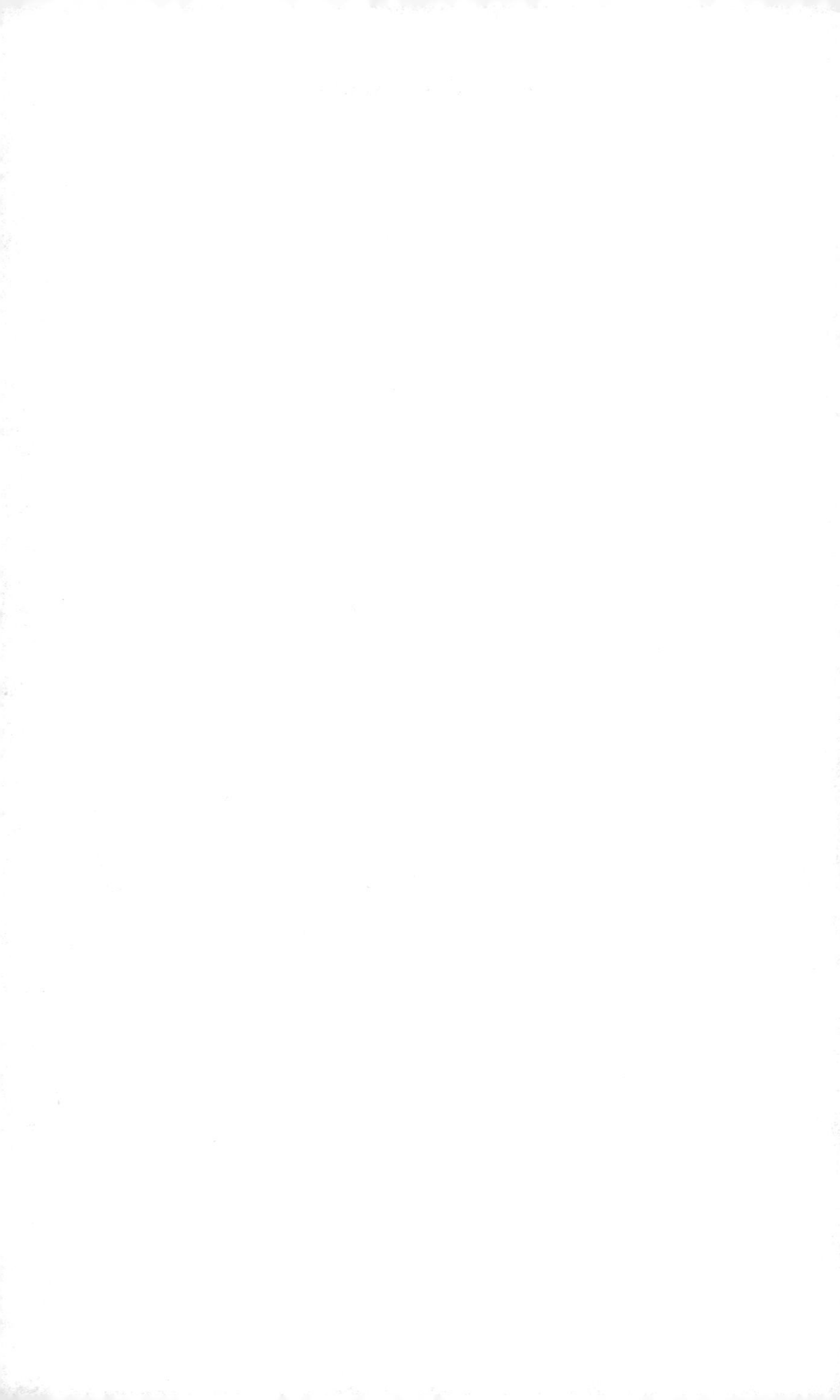

1

❧

பேரீச்சை பனை வகையைச் சேர்ந்த ஒரு மரம். இம்மரம் இதனுடைய இனிப்பான பழங்களுக்காக வளர்க்கப்படுகிறது.

இது ஒரு நடுத்தர அளவுள்ள தாவரம். 15 முதல் 25 மீட்டர் உயரம் வரை வளரக்கூடியது. இதன் ஓலைகள் 4 முதல் 6 மீட்டர் நீளம் வரை இருக்கும். ஓர் ஓலையில் 150 ஈர்க்குகள் வரை இருக்கும். ஒவ்வோர் ஈர்க்கும் 30 செ. மீ நீளம் வரை வளரும். மரத்தின் உச்சி 6 முதல் 10 மீட்டர் வரை இருக்கும். ஒவ்வொரு பழமும் அதன் அளவையும் வகையையும் பொறுத்து 20-70 கலோரி சத்தினைக் கொண்டிருக்கும். இம்மரம் தோற்றத்தில் தமிழகத்தில் இயல்பாக காணப்படும் ஈச்சை மரத்தை ஒத்தது.

பேரிச்சம் பழம் உடலின் ஆற்றலை மேம்படுத்தும். ஏனெனில் இதில் இயற்கை சர்க்கரைகளான குளுக்கோஸ், சுக்ரோஸ் மற்றும் புருக்டோஸ் போன்றவை நிறைந்துள்ளன. அதிலும் தினமும் பேரிச்சம் பழத்தை பாலுடன் சேத்து உட்கொண்டு வந்தால், உடலின் சோம்பேறித்தனம் நீக்கப்பட்டு,

தினமும் பேரிச்சம் பழம் சாப்பிடுவதால் உண்டாகும் நன்மைகள்........

பேரிச்சம் பழத்தில் வளமான அளவில் ஊட்டச்சத்துக்கள் நிறைந்துள்ளதால், தினமும் பேரிச்சம் பழத்தை உட்கொண்டு வந்தால், ஒரு நாளைக்கு ஒருவருக்கு வேண்டிய ஊட்டச்சத்துக்கள் கிடைக்கும். குறிப்பாக காப்பர், பொட்டாசியம், நார்ச்சத்து, மாங்கனீசு, வைட்டமின் பி6, மக்னீசியம் போன்றவற்றைப் பெறலாம்.

வைட்டமின் 'ஏ' குறைவினால்தான் கண்பார்வை மங்கலாகும். இதைக் குணப்படுத்த பேரிச்சம் பழமே சிறந்த மருந்தாகும்.

மாலைக் கண் நோயால் பாதிக்கப்பட்டவர்கள், பேரீச்சம் பழத்தை தேனுடன் கலந்து ஊற வைத்து சாப்பிட்டு வந்தால் உடலுக்குத் தேவையான எல்லா சத்துக்களும் கிடைக்கும். இதனால் கண் பார்வைக் கோளாறுகள் நீங்கும்.

பேரிச்சம் பழம் செரிமான மண்டலத்தின் ஆரோக்கியத்திற்கு நல்லது. ஒருவேளை உங்களுக்கு சீரற்ற குடலியக்கம், மலச்சிக்கல் அல்லது வேறு ஏதேனும் செரிமான பிரச்சனைகள் இருப்பின், பேரிச்சம் பழத்தை தினமும் உட்கொண்டு வர, அதில் உள்ள நார்ச்சத்து இப்பிரச்சனைகளுக்கு தீர்வளித்து, குடல் புற்றுநோய் வரும் அபாயத்தைக் குறைக்கும்.

பேரீச்சம் பழத்துடன் பாதாம் பருப்பு சேர்த்து பாலில் கலந்து கொதிக்க வைத்து சாப்பிட்டால் நரம்புத் தளர்ச்சி நீங்கி, ஞாபக சக்தி கூடும். கைகால் தளர்ச்சி குணமாகும்.

பேரிச்சம் பழத்தில் உள்ள மக்னீசியம், தமனிகளில் ஏற்படும் வீக்கத்தைக் குறைத்து, இதய நோய்கள் வரும் அபாயத்தைக் குறைப்பதாக கூறுகின்றன.

பேரிச்சம் பழத்தை கர்ப்ப காலத்தில் உட்கொண்டு வந்தால், பிரசவம் முடிந்த பின் உடல் எடையை குறைக்க உதவியாக இருக்கும்.

பேரிச்சம் பழத்தில் உள்ள பொட்டாசியம், இதய செயல்பாட்டை மென்மையாக்கி, இரத்த அழுத்தத்தை சீராக வைத்துக் கொள்ளும். எனவே பேரிச்சம் பழம் சாப்பிட்டு வந்தால், இரத்த அழுத்தத்தைக் கட்டுப்பாட்டில் வைத்துக் கொள்ளலாம்.

தினமும் பேரிச்சம் பழத்தை உட்கொண்டு வந்தால் மூளையின் செயல்பாடு மேம்படும். அதாவது ஞாபக சக்தி, ஒருமுகப்படுத்தும் தன்மை, கூர்மையான புத்தி, எதையும் எளிதில் கற்றுக் கொள்ளும் திறன் போன்றவை அதிகரிக்கும்.

பேரிச்சம் பழத்தில் உள்ள அதிகப்படியான இரும்புச்சத்து, உடலில் இரத்தணுக்களின் அளவை அதிகரித்து, இரத்த சோகை வரும் அபாயத்தைக் குறைக்கும். எனவே உங்கள் உடலில் இரத்தத்தின் அளவு சீராக இருக்க, தினமும் 3 பேரிச்சம் பழத்தை உட்கொண்டு வாருங்கள்.

சளி இருமலுக்கு பேரீச்சம் பழத்தின் கொட்டைகளை நீக்கி பாலில் போட்டு காய்ச்சி பருகி வந்தால் சளி, இருமல் குணமாகும்.

நீரிழிவு நோயால் பாதிக்கப்பட்டவர்களின் எலும்புகள் பலம் இழந்து காணப்படும். இவர்களுக்கு கால்சியம் இரும்பு சத்து தேவைப்படுவதால்

தினமும் இரண்டு பழம் வீதம் சாப்பிட்டு வந்தால் உடலுக்குத் தேவை-
யான சத்துக்கள் கிடைக்கும

ஆண்கள் பேரிச்சம் பழம் சாப்பிடுவதால் பெறும் நன்மைகள்......

உடல் நலத்திற்கு ஆரோக்கியத்தை வாரி வழங்குவதில் பேரிச்சம்ப-
ழத்திற்கு இணை வேறு எதுவும் இருக்க முடியாது. இந்த சிறிய பேரிச்சம்
பழத்தில் அவ்வளவு சத்துக்கள் நிறைந்துள்ளது. முக்கியமாக பேரிச்சம்
பழத்தில் வைட்டமின்களும், கனிமச்சத்துக்களும் ஏராளமாக உள்ளது.
பேரிச்சம் பழத்தை அன்றாடம் உட்கொண்டு வந்தால், ஆண்களை அதி-
கம் தாக்கும் கொலஸ்ட்ரால் பிரச்சனை மற்றம் இதர பிரச்சனைகளைத்
தடுக்கலாம்.

எனவே ஆண்கள் ஆரோக்கியமாக இருக்க விரும்பினால், தினமும்
ஒரு பேரிச்சம் பழத்தை உட்கொண்டு வாருங்கள். நிச்சயம் ஓர் நல்ல
மாற்றத்தைக் காணலாம். இது ஆண்களுக்கு மட்டுமின்றி, பெண்களுக்-
கும் பொருந்தும். இங்கு பேரிச்சம் பழத்தை அன்றாடம் எடுத்துக் கொள்-
வதன் மூலம் பெறும் நன்மைகள் கொடுக்கப்பட்டுள்ளன.

ஊட்டச்சத்துக்கள்

பேரிச்சம் பழத்தில் கொழுப்புக்கள் மிகவும் குறைவு. மேலும் பேரிச்சம்
பழத்தில் வைட்டமின்களான பி1, பி2, பி3, பி5, ஏ1, சி போன்றவையும்
புரோட்டீன், நார்ச்சத்து போன்றவையும் வளமாக நிறந்துள்ளது.

செரிமானம் சீராகும்

பேரிச்சம் பழத்தில் உள்ள கரையும் மற்றும் கரையாத நார்ச்சத்-
துக்களுடன், பல்வேறு வகையான அமினோ அமிலங்களும் உள்ள-
தால், இதனை தினமும் உட்கொண்டு வந்தால் செரிமான மண்டலத்-
தின் செயல்பாடு ஆரோக்கியமாகி, செரிமான பிரச்சனைகள் ஏற்படுவது
தடுக்கப்படும்.

சிறந்த ஆற்றல் கிடைக்கும்

பேரிச்சம் பழம் உடலின் ஆற்றலை மேம்படுத்தும். ஏனெனில் இதில்
இயற்கை சர்க்கரைகளான குளுக்கோஸ், சுக்ரோஸ் மற்றும் புருக்டோஸ்
போன்றவை நிறைந்துள்ளன. அதிலும் தினமும் பேரிச்சம் பழத்தை
பாலுடன் சேத்து உட்கொண்டு வந்தால், உடலின் சோம்பேறித்தனம் நீக்-
கப்பட்டு, உடலின் ஆற்றல் அதிகரிக்கும்.

ஆரோக்கியமான நரம்பு மண்டலம்

பேரிச்சம் பழத்தில் சோடியம் குறைவாகவும், பொட்டாசியம் அதிக-மாகவும் இருப்பதால், இதனை உட்கொண்டால், நரம்பு மண்டலத்தின் ஆரோக்கியம் அதிகரிக்கும்.

பக்கவாதம் தடுக்கப்படும்

ஆராய்ச்சியாளர்கள், பேரிச்சம் பழத்தில் பொட்டாசியம் உள்ளதால், அதனை அன்றாடம் ஆண்கள் உட்கொண்டு வந்தால், அவர்களை அதிகம் தாக்கும் பக்கவாதம் வரும் வாய்ப்பு குறைவதாக தெரிவித்துள்-ளனர்.

கெட்ட கொலஸ்ட்ரால் குறையும்

பேரிச்சம் பழத்தை தினமும் சாப்பிட்டு வந்தால், உடலில் உள்ள கெட்ட கொலஸ்ட்ராலின் அளவு குறையும்.

MOST READ: உங்களின் மரணத்தை தள்ளி போடும் காபி..! சிறுநீரக கோளாறு பற்றிய ஆய்வின் தகவல்..!

இரத்த சோகை நீங்கும்

பேரிச்சம் பழத்தில் இரும்புச்சத்து இருப்பதால், இதனை இரத்த சோகை உள்ளவர்கள் உட்கொண்டு வருவது நல்லது.

மலச்சிக்கல்

மலச்சிக்கலால் அவஸ்தைப்படுபவர்கள், பேரிச்சம் பழத்தை இரவில் படுக்கும் போது நீரில் ஊற வைத்து, மறுநாள் காலையில் நீருடன் பேரிச்சம் பழத்தை உட்கொண்டு வந்தால், மலச்சிக்கல் நீங்கும்.

எடையை அதிகரிக்கும்

ஒல்லியாக இருப்பவர்கள், குண்டாவதற்கு பேரிச்சம் பழம் சாப்பிட்டு வந்தால் போதும். நிச்சயம் குண்டாகலாம். அதுமட்டுமின்றி, ஆல்கஹால் குடித்து உடலில் தேங்கியுள்ள நச்சுக்களை வெளியேற்றவும் பேரிச்சம் பழம் உதவும்.

ஆரோக்கியம் பேரிச்சம் பழம் உண்பதால் ஏற்படும் நன்மைகள் ஆரோக்கியம் பேரிச்சம் பழம் உண்பதால் ஏற்படும் நன்மைகள் பழங்கள் அதிகம் சாப்பிடும் பழக்கத்தை கொண்ட மக்கள் நோய்களால் பாதிக்-கப்படுவதில்லை. நாம் உண்பதற்கு உகந்த பழங்கள் எல்லாமே உடலுக்கு நன்மை செய்யக்கூடியதாகும். உடலுக்கு ஊட்டத்தை அளிக்கும் உணவாகவும், உடலின் பல குறைபாடுகளை நீக்கவும் உதவும் ஒரு அருமையான பழம் தான் பேரிச்சம் பழம். இந்த பேரிச்சம் பழத்தை உண்பதால் ஏற்படும் நன்மைகளை இங்கு தெரிந்து கொள்ளலாம். பேரிச்-

சம் பழம் சாப்பிடுவதால் ஏற்படும் நன்மைகள் எலும்புகள் பேரிச்சம் பழத்-
தில் பொட்டாசியம் கால்சியம் பாஸ்பரஸ் போன்ற மூல பொருட்கள்
அதிகம் இருக்கின்றன. இது மனிதர்களின் உடலின் எலும்புகளின் தேய்-
மானத்தை குறைக்கிறது.

மேலும் எலும்புகளுக்கு உறுதித்தன்மையையும் அளிக்கிறது. தினமும்
பேரிச்சம் பழம் சாப்பிட்டு வருபவர்களுக்கு எலும்புகள் வலுவிழப்பது,
மூட்டு தேய்மானம் போன்ற பிரச்சனைகள் ஏற்படாமல் பாதுகாக்கிறது. -
Advertisement - கண்கள் ஒவ்வொருவருக்கும் கண்பார்வை தெளி-
வாக இருப்பது அவசியமாகும். உணவில் ஏற்பட்டு ஊட்டச்சத்து குறை-
பாடுகளால் சிலருக்கு கண்பார்வை மங்குதல், மாலைக்கண் நோய்
போன்ற குறைபாடுகள் ஏற்படுகின்றன. தினந்தோறும் பேரிச்சம் பழம்
சாப்பிடுபவவர்களுக்கு கண்களின் பார்வை திறன் மேம்படும். கண்புரை
போன்ற பிரச்சனை ஏற்படுவதையும் தடுக்கும். - Advertisement -
இரும்புச்சத்து பேரிச்சம் பழம் இரும்புச்சத்து அதிகம் நிறைந்தது. நோயா-
ளிகள், குழந்தைகள், வயதானவர்கள் தினந்தோறும் சில பேரிச்சம் பழங்-
களை சாப்பிட்டு வருவதால் அவர்களின் உடல் பலம் பெறும். கருவுற்-
றிருக்கும் பெண்களும் பேரிச்சம் பழங்களை அதிகம் சாப்பிட்டு வருவது,
அப்பெண்களுக்கும், அவர்களின் வயிற்றில் வளரும் குழந்தைகளுக்கும்
மிகவும் நல்லது. ஆண்மை சக்தி நரம்பு தளர்ச்சியால் பாதிக்கப்பட்ட
ஆண்களுக்கு தாம்பத்திய உறவில் ஆர்வம் இல்லாதது,

மலட்டு தன்மை போன்ற பிரச்சனைகள் ஏற்படும் வாய்ப்புகள் அதி-
கம். தினமும் காலை மற்றும் இரவு வேளைகளில் சில பேரிச்சம் பழங்-
களை நன்கு மென்று சாப்பிட்டு, சூடான பசும்பால் அருந்தினால் நரம்-
புகள் வலுப்பெற்று , ஆண்மை குறைபாடுகள் நீங்கும். ஒவ்வாமை
நாம் சில குறிப்பிட்ட பொருட்களை சாப்பிடும் போதோ, சுவாசிக்கும்
போதோ உடல் அதை ஏற்க முடியாமல் எதிர்வினையாற்றுவது ஒவ்-
வாமை எனப்படும். இந்த ஒவ்வாமை நபருக்கு நபர் வேறுபடும். பேரிச்சம்
பழங்களை அதிகம் உண்டு வருபவர்களுக்கு ஒவ்வாமை ஏற்படாமல்
தடுக்கிறது. உடல் எடை மிகவும் மெலிந்த தேகம் கொண்டவர்கள்,
இயல்பான எடைக்கு குறைவான உடல் எடை கொண்டவர்கள் தினந்-
தோறும் பேரிச்சம் பழங்களை நன்கு அரைத்து, அதை சூடான பாலில்
தினமும் மூன்று வேளை அருந்தி வந்தால் உடல் எடை பெருகும்.
நீண்ட நேரம் செயலாற்றும் சக்தியையும் உடலுக்கு கொடுக்கும். போதை

பழக்கம் இன்று பலரும் புகையிலை, சிகரட், பீடி, மது போன்ற பல வகையான போதை வஸ்துக்களை அதிகம் உபயோகித்து உடல் மற்றும் மன ஆரோக்கியத்தை கெடுத்துக்கொள்கின்றனர். போதை பழக்கத்தில் விடுபட நினைப்பவர்கள், போதை பொருள் பயன்படுத்துவதற்கு பதிலாக சில பேரிச்சம் பழங்களை சாப்பிட்டு வருவது கொஞ்சம், கொஞ்சமாக போதை பழக்கத்தில் இருந்து விடுவிக்கும். உடல் நலத்தையும் மேம்-படுத்தும். வயிற்று பிரச்சனைகள் கெட்டுப்போன உணவுகளை சாப்-பிடுவது, மாசடைந்த நீரை அருந்துவது மற்றும் சீதோஷ்ண நிலை மாற்றத்தாலும் சிலருக்கு வயிற்று போக்கு ஏற்படுகிறது. இந்த வயிற்று போக்கால் அவதியுறுபவர்கள் தினமும் மூன்று வேலை சில பேரிச்-சம் பழங்களை சாப்பிட்டு வந்தால் வயிற்று போக்கு நிற்கும். உடலுக்-கும் பலத்தை கொடுக்கும். புற்று நோய் பேரிச்சம் பழத்தில் உடலுக்கு தீங்கான பொருட்களை அழிக்கும் சக்தி அதிகம் உள்ளன. பேரிச்சம் பழங்களை தொடர்ந்து சாப்பிட்டு வரும் பழக்கத்தை கொண்டவர்களுக்கு சிறுநீரக புற்று, குடல் புற்று போன்றவை ஏற்படும் ஆபத்து குறைவதாக பல மருத்துவ ஆய்களை மேற்கொண்ட ஆரய்ச்சியாளர்கள் கூறுகின்-றனர்.

மலச்சிக்கல் மாமிசம், மாவு பொருளால் ஆன உணவுகளை அதிகம் உண்பது, அதிகம் தண்ணீர் அருந்தாமை ஆகியவை மலச்சிக்கல் ஏற்-படுவதற்கு காரணமாக இருக்கிறது. மலச்சிக்கலால் அவதிபடுபவர்கள் தினமும் மூன்று வேளை உணவை சாப்பிடுவதற்கு சிறிது நேரத்திற்கு முன்பு சில பேரிச்சம் பழங்களை சாப்பிட்டு வந்தால் மலச்சிக்கல் பிரச்-சனை நீங்கும்.

உடலில் நோய் எதிர்ப்பு சக்தியை பலமடங்கு அதிகரிக்க, 1 டம்ளர் பாலில் இந்த 4 பொருட்களை சேர்த்து குடித்தாலே போதும். நோய் தொற்று அவ்வளவு சீக்கிரத்தில் நம்மை அண்டாது. ஆரோக்கியம் வீட்-டில் இருக்கும் இந்த 3 பொருள் 1 மாதத்தில் உங்கள் சருமத்தை மேடு பள்ளம் இல்லாமல் பளபளப்பாக மாற்றுமே

பேரிட்சம் பழம் - பயன்கள்

பேரிச்சை சிறந்த டயட் உணவுகளில் ஒன்றாக இருக்கிறது. அதிக அமினோ அமிலங்கள், நார்ச்சத்து போன்றவை அதிகம் உள்ளது. பொதுவாக ரத்த சோகைக்கு பரிந்துரை செய்வார்கள். ஆனால் அது உடல் எடையை கணிசமாக குறைக்கிறது. பேரிச்சை இனிப்பாக இருப்ப-

தால் அதிக கலோரி இருக்கும் என நிறைய பேர் ஒதுக்கி விடுவார்கள். ஆனால் சர்க்கரை வியாதி இருப்பவர்களும் பேரிச்சை சாப்பிடலாம்.

பேரிச்சைப் பற்றி நாம் தெரிந்து கொள்ள வேண்டியது

பேரிச்சை ஆசியா, இந்தியா, அரேபிய நாடுகள், பங்களாதேஷ், பாகிஸ்தான், மத்திய கிழக்கு பகுதியில் விளைகிறது. இதில் முக்கியமாக ஃப்ரக்டோஸ், குளுகோஸ், சுக்ரோஸ், ஆகியவைகள் இருக்கின்றன.

அதிலுள்ள சத்துக்கள் :

பேரிச்சம் பழத்தில் கார்போஹைட்ரேட் 44 %, நார்ச்சத்து 11.5%, புரதம் 5.6 %, கொழுப்பு 0.5 %, அது தவிர கால்சியம், காப்பர், மெக்னீசியம், சோடியம், உப்பு, விட்டமின், ஏ, பி1, பி12, சி, நியாசின் மற்றும் எண்ணெய் சத்துக்கள் இருக்கின்றன.

4 பேரிட்சை எப்படி உடல் எடையை குறைக்கும்?

வெளி நாடுகளில் பேரிச்சை டயட் என்றே பெயரிட்டு அதனை பின்பற்றி உடல் எடையை குறைக்கிறார்கள். உங்கள் உடல் எடையை குறைக்கும்படி மிக எளிதான டயட் ஒன்று உள்ளது. தினமும் 4 பேரிச்சை காலை 2 மாலை 2 என சாப்பிட வேண்டும். அதனை சாப்-பிடும் முறையை பார்க்கலாம்

தேவையானவை :

பேரிட்சை -2

பசும் பால்- 1 கப்

மஞ்சள் - 1 சிட்டிகை

தேன் - 1 ஸ்பூன்.

பயன்படுத்தும் முறை :

காலையில் எழுந்ததும் வெதுவெதுப்பான பசும் பாலில் ஒரு சிட்டிகை மஞ்சள் தூள், ஒரு ஸ்பூன் தேன் கலந்து குடிக்க வேண்டும். பின்னர் இரண்டு பேரிச்சைப் பழத்தை சாப்பிட வேண்டும். இது போலவே இரவும் குடிக்க வேண்டும். இப்படி தினமும் செய்யும்போது 15 நாட்களிலேயே உங்களுக்கு பலன் தெரிய ஆரம்பிக்கும்.

பேரிட்சையை உங்கள் அன்றாட டயட்டில் சேர்த்துக் கொள்ள வேண்டும். பழங்களுடன் துண்டு துண்டாக நறுக்கி கலந்து சாப்பிடலாம். இனிப்பு வகைகளில் கலந்து செய்யலாம். ஐஸ்க்ரீமில் கலந்து சாப்பிடுங்-கள். பின் அவ்வப்போது கொறிப்பதற்கு கண்ட நொறுக்குத்தீனிகளுக்கு பதில் பேரிச்சையை சாப்பிடலாம். அதுவும் மீறி முழு மனதாக பேரிச்சை

டயட்டை மட்டும் நீங்கள் பின் தொடர்ந்தால் உடல் எடை, தொப்பை கரைந்து விடும்.

பின்பற்றும் முறை :

காலை - 2 பேரிட்சை மற்றும் மஞ்சள் பால். மதியம் - பச்சைக் காய்கறிகளுடன் குறைவாக அரிசி சாதம், மாலை - தே நீர் மற்றும் கோதுமை நிறைந்த பிஸ்கட், இரவு - 2 பேரிட்சை மற்றும் மஞ்சள் பால் அத்துடன் வேக வைத்த பீன்ஸ் அல்லது மீன். இந்த டயட் எளிதான முறைதான். பெரிதாக செலவுமில்லை. வீட்டிலேயே பின்பற்றலாம்.

எப்படி உடல் எடையை குறைக்கிறது?

பசியை தூண்டாது :

பேரிச்சையில் அதிக டயட்ரி புரதங்கள் இருக்கின்றது. புரதமோ, நல்ல கார்போஹைட்ரேட்டோ ஜீரணத்தை தாமதப்படுத்துகிறது. இதனால் பசி விரைவில் உணர மாட்டீர்கள். அப்படி பேரிச்சையை காலை ப்ரேக் ஃபாஸ்டாக சாப்பிடும்போது உங்களுக்கு பசியை தூண்டாது. அதோடு முழுச் சத்துக்களும் உங்கள் உடலில் இருக்கும்.

உள்ளுறுப்புகளை பாதுகாக்கும் :

பேரிச்சம் பழத்தில் இருக்கும் நல்ல கொழுப்புக்கள் உங்கல் உடல் பாதிப்புகளை சரி செய்கிறது. உள்ளுறுப்பு காயங்கள், அடிபடுவதால், கண்ட உணவுகளை சாப்பிடுவதால் ஏதாவது நோயினால் என பல காரணங்களால் ஏற்படுவதுண்டு. இந்த காயங்களை ஆற்றி ஆரோக்கியமான வாழ்க்கை வாழ தினமும் பேரிட்சை சாப்பிட வேண்டும்.

தசை வடிவம் தரும் :

பேரிச்சையில் உள்ள புரதச் சத்துக்கள் உங்களின் தசை வடிவத்-தையே மாற்றும் திறன் கொண்டது. தேவையற்ற கொழுப்புகள் மறைந்து ஆரோக்கியமான தசைக் கட்டமைப்பு உருவாகும்.

சர்க்கரை வியாதி தடுக்கும் :

சர்க்கரை வியாதியை தடுக்கும். இனிப்புள்ள எல்லா உணவுகளும் சர்க்கரை வியாதியை தரும் என நினைக்க வேண்டாம். பேரிச்சை பழத்-திலுள்ள ஃபீனாலின் பண்புகள் இன்சுலினை சுரக்க தூண்டுகின்றன. இவை சர்க்கரையை ஒழுங்குபடுத்தி சர்க்கரை வியாதியை தடுக்கிறது.

சர்க்கரை பதிலாக பயன்படுத்தலாம் :

சர்க்கரையை வேண்டாம் என பல மருத்துவர்கள் அலறுகிறார்கள். ஆனால் சர்க்கரை இல்லாமல் காபி, டீ அருந்த முடியவில்லை என

நீங்கள் கவலைப் பட்டால் உங்களுக்கு இந்த விஷயம் வரப் பிரசாதம். பேரிட்சையை உருக்கி, பாகு பதத்தில் காய்ச்சி ஒரு டப்பாவில் போட்டு, சர்க்கரைக்கு பதிலாக இதனை பயன்படுத்தலாம். இதனால் புற்று நோய் முதல் பல ஆபத்தான நோய்கள் தடுக்கப்படுகின்றன.

பேரிட்சையை சாப்பிட்ட பின் உண்டாகும் மாற்றங்கள்

கொழுப்பை கரைக்கும் :

பேரிச்சை உடலில் விடாப்படியாக தங்கி இருக்கும் கொழுப்பை உடைத்து முற்றிலும் செரிமானத்திற்கு உட்படுத்துகிறது. இதனால் கொழுப்பு வேகமாக கரைந்து விடுகிறது.

நோய் எதிர்ப்பு திறன் :

உங்கள் உடலில் நோய் எதிர்ப்பு மண்டலம் வலுப்பெற ஆரம்பிக்கும். ரத்த சோகையை தடுக்கும். சாதரண சளி, காய்ச்சலிலிருந்து டெங்கு காய்ச்சல் வரை உங்களை நெருங்காது.

அலர்ஜிகள் வராது :

சிலருக்கு எதற்கெடுத்தாலும் அலர்ஜி உண்டாகும். தூசி, புகை, சின்ன பூச்சி கடித்தாலும் கூட உடலில் அலர்ஜி உண்டாகும். அவர்கள் எல்லாம் தினமும் பேரிட்சைப் பழத்தை சாப்பிட்டால் இந்த பாதிப்பு அறவே போய்விடும்.

இதய நலன் கியாரெண்டி :

இதய நோய்கள் இந்த காலத்தில் மிகவும் சாதாரணமாகிப் போய்-விட்டது. ஆனால் நீங்கள் தினமும் பேரிச்சையை சாப்பிடுபவர்கள் என்-றால் உங்கள் இதயம் பலமடங்கு பாதுகாப்போடு இருக்கும்.

ரத்த ஓட்டம் :

உங்கள் ரத்த ஓட்டத்தை துரிதப்படுத்துகிறது. இதனால் எங்கும் கழி-வுகளோ நச்சுக்களோ தங்காது. தேவையற்ற கட்டிகள், நீர்க்கட்டிகள் உருவாகாது. சுறுசுறுப்போடு இருப்பீர்கள்.

சிறந்த பேரிச்சை எது?

பேரிச்சை பிளவு படாமல் இருப்பது நல்லது. சுருக்கங்களோடு இருக்-கும் பேரிச்சை தரமானதாக இருக்கும். அவைகளில் நாற்றம் அல்லது வாசனை வரக் கூடாது.

வாங்கிய பின் செய்ய வேண்டியவை :

வாங்கிய பின் பேரிட்சை சாப்பிடுவதற்கு முன் அதனை கழுவ வேண்டும். இதனால் இனிப்புகளின் மேல் உருவாகும் பேக்டீரியாக்கள்

நம் உடலுக்குள் செல்லாமல் தடுக்கலாம். அதனை குளிர்சாதனப் பெட்-டியில் வைத்துக் கொள்வது நல்லது. தினம் 4- 6 சாப்பிடுங்கள். உங்கள் உடல் எடை மற்றும் தொப்பை குறைவது உறுதி.

ஆண்களுக்கு ஏன் நல்லது?

ஆண்களுக்கு வேலைப் பளு, வீட்டுச் செலவு, நெருக்கடியான சூழ் நிலைகள் என பல பிரச்சனைகள் இருக்கிறது. எனவே பேரிச்சம் பழம் சாப்பிட்டால் மன அழுத்தங்கள் குறையும். ஆரோக்கியமான மன நிலையில் சிந்திக்கும்படி நரம்பு மண்டலம் வலுப்பெறுகிறது.

ஆண்களின் விந்தணு விருத்திக்கு சுத்தமான பேரிச்சம் பழங்களைச் சாப்பிட்டு விட்டு பால் குடித்தால்போதும். தாது விருத்தியுண்டாகும். இரவில் படுக்கும் பொழுது இதை சாப்பிட வேண்டும். காலை உணவுக்-குப் பின் 3 பேரிச்சம் பழங்களைச் சாப்பிட்டு ஒரு டம்ளர் வெந்நீர் குடிக்க வேண்டும். அதேபோல் இரவு உணவுக்குப்பின், 12 பேரிச்சம் பழங்களைச் சாப்பிட்டு ஒரு கப் பசும்பால் குடிக்க வேண்டும். இதை குறைந்தது 2 மாதங்கள் பின்பற்ற வேண்டும்

காச நோயால் பாதிக்கப்பட்டவர்கள்

காச நோயால் பாதிக்கப்பட்டவர்கள் இழந்த உடல் வலிமையை மீண்டும் பெற பேரிச்சம் பழம் உதவும். பேரிச்சம் பழத்தை தேனில் ஊற வைத்து சாப்பிட்டால் விரைவில் இழந்த பலத்தை பெறுவார்கள்.

வலியில்லா பிரசவம்

கர்ப்பிணிகளுக்கு உண்டாகும் கவலைகளில் ஒன்று பிரசவத்தின் போது உண்டாகும் வலி இன்னொன்று பிரசவத்திற்கு பின் உண்டாகும் பருமன். இரண்டிற்குமே பதில் தருகிறது பேரிட்சை. கர்ப்பம் தரித்தபின் தினமும் 4 பேரிட்சைகளை சாப்பிட்டால் வலியில்லாத பிரசவத்தை தரு-கிறதாம். அதோடு பிரசவத்திற்குப் பின் வரும் உடல் பருமனை குறைக்-கிறது.

மந்த புத்தியை மாற்றும்

தினமும் 2 பேரிட்சை சாப்பிட்டால் அதில் இருக்கும் வைட்டமின் பி6 மூளையின் செயலாற்றலை அதிகரித்து, அறிவாற்றல், நினைவாற்-றலை ஊக்குவிக்கிறது.Top of Form

இரும்புச்சத்து அதிகரிக்கும்

பேரிச்சையில் நிறைந்துள்ள அதிக அளவிலான இரும்புச்சத்து (Iron), ரத்தச்சோகையை சரிசெய்கிறது. உடலுக்குத் தேவையான

எனர்ஜி மற்றும் ஆரோக்கியத்தைத் தருகிறது. ரத்த உற்பத்திக்கு (Blood Production) வழிவகுக்கிறது. ரத்தம் சம்பந்தமான நோய்களைக் குணப்படுத்த உதவுகிறது.

ஊட்டச்சத்துக்கள் அதிகம்

பேரிச்சம் பழத்தில் வளமான அளவில் ஊட்டச்சத்துக்கள் நிறைந்-துள்ளதால், தினமும் 3 பேரீச்சம் பழத்தை உட்கொண்டு வந்தால், ஒரு நாளைக்கு ஒருவருக்கு வேண்டிய ஊட்டச்சத்துக்கள் கிடைக்கும். குறிப்-பாக காப்பர் (Copper), பொட்டாசியம், நார்ச்சத்து, மாங்கனீசு, வைட்-டமின் பி6 (Vitamin B6), மக்னீசியம் போன்றவற்றைப் பெறலாம்.

இன்ஸ்டன்ட் எனர்ஜி

பேரீச்சையில் இயற்கையாகவே இனிப்பு அதிகம். சுக்ரோஸ், ஃப்-ரெக்டோஸ் மற்றும் குளுக்கோஸ் (Glucose) நிறைந்துள்ளன. மதிய நேரங்களில் ஏற்படும் மந்தநிலையை சீர்செய்து உடலுக்குத் தேவையான உடனடி எனர்ஜியைத் தரும். மேலும், இதில் நிறைந்துள்ள மாவுச்சத்து உடல் ஆரோக்கியத்துக்கு உதவும்.

இதயத்தை இதமாக்கும்

இதில் நிறைந்துள்ள பொட்டாசியம், இதய நோய்களில் இருந்து நம்மைக் காக்கிறது. பலவீனமான இதயத்துக்கு பலம் தரும். கெட்ட கொழுப்பைக் (Fat) குறைக்கப் பெரிதும் உதவுகிறது. மாரடைப்பு மற்றும் பக்கவாதம் ஏற்படுவதற்கான வாய்ப்பைக் குறைக்கிறது. உயர் ரத்த அழுத்தம் இருப்பவர்கள், தினமும் 3 பேரீச்சம் பழம் சாப்பிட்டு வந்தால், ரத்த அழுத்தத்தை கட்டுப்பாட்டுடன் வைத்துக் கொள்ளலாம்.

எலும்பை வலுவாக்கும்

இதில் உள்ள மாங்கனீசு, மக்னீசியம் மற்றும் செலினியம் போன்ற நுண் சத்துகள் எலும்பை (Bone) வலுவாக்கும். பேரீச்சையை உணவு-டனும் சேர்த்துக் கொள்ளலாம். எலும்பின் வளர்ச்சிக்கு உதவும். மேலும், ஆஸ்டியோபோரோசிஸ் (Osteoporosis) போன்ற எலும்பு நோயில் இருந்து நம்மைக் காக்கிறது. குறிப்பாக, பெண்கள் பேரீச்சையை உணவு-டன் சேர்த்துக்கொள்ள வேண்டும். பெண்களுக்கு ஏற்படும் எலும்புறுக்கி நோயைக் (Skeleton Disease) குணப்படுத்தும். வயதானவர்களுக்கு ஏற்படும் எலும்புத் தேய்மானத்தால் ஏற்படும் வலியைக் குறைக்க உதவு-கிறது.

நினைவாற்றலைப் பெருக்க

இதில் உள்ள வைட்டமின் மற்றும் பொட்டாசியம் சத்துகள் மூளை (Brain) சுறுசுறுப்பாக இயங்க உதவுகிறது. நரம்பு மண்டலச் செயல்-பாட்டை அதிகரிக்கவும் ஆரோக்கியமாகவும் வைத்திருக்கவும் உதவும். ஞாபக மறதியால் (Memory Loss பாதிக்கப்பட்டோருக்கு ஏற்படும் நினைவாற்றல் இழப்பைத் தடுக்கிறது. யார் ஒருவர் தினமும் 3 பேரீச்சம் பழத்தை உட்கொண்டு வருகிறாரோ, அவரது மூளையின் செயல்பாடு மேம்படும். அதாவது ஞாபக சக்தி, ஒருமுகப்படுத்தும் தன்மை, கூர்மை-யான புத்தி, எதையும் எளிதில் கற்றுக் கொள்ளும் திறன் போன்றவை அதிகரிக்கும்.

கூடுதல் பலன்கள்

- தினமும் ஆறு பழங்களைச் சாப்பிட்டுவர உடல் எடை (Weight) அதிகரிக்கும்.
  தொடர்ந்து சாப்பிட்டு வந்தால் மாலைக்கண் நோய் குணமடையும்.
- பேரீச்சையில் உள்ள கரிம சல்ஃபர், உடலில் ஏற்படும் அலர்ஜிகள் மற்றும் ஒவ்வாமையைச் சரிசெய்யும்.
- பெண்களுக்குச் சீரான மாதவிடாய்ச் சுழற்சியை ஏற்படுத்தும்.
- வயிற்றுப் புற்றுநோயைக் குணப்படுத்தக்கூடியது.

உண்ணும் முறை

- உலர்ந்ததாக அல்லது ஃப்ரெஷ்ஷாக இருந்தாலும், அவற்றை நன்குக் கழுவி சுத்தம் செய்து உண்ண வேண்டும்.
- உணவுகளுடனோ அல்லது அப்படியேவும் சாப்பிடலாம்.
  பாதாம், வால்நட், உலர் திராட்சை, முந்திரி போன்றவற்றுடன் சேர்த்து ஜூஸாகவும் பருகலாம்.
- பேரீச்சை விதையை வறுத்துப் பொடி செய்து பனங்கற்கண்டுச் சேர்த்துக் காபியாகவும் குடிக்கலாம்.
-

பேரிச்சம் பழத்தில் தீமைகளும் உண்டு தெரியுமா?

பேரிச்சம் பழம் எண்ணற்ற நன்மைகளை கொண்டிருந்தாலும், அதில்

உள்ள தீமைகள் பற்றி உங்களுக்கு தெரியுமா?

குளுகோசை விடவும் அடர்த்தியான சர்க்கரை பேரிச்சம் பழத்தில் நிறைந்துள்ளது, எனவே டைப்-2 வகை நீரிழிவு நோயாளிகள் இதனை சாப்பிட்டால் சர்க்கரையின் அளவை அதிகரித்து விடும்.

கார்போஹைட்ரேட் அதிகமாக இருப்பதால் பற்களை சொத்தையாகி விடுவதற்கான வாய்ப்புகள் உள்ளது, மேலும் சில நேரங்களில் உடல்

பேரிச்சம் பழம் வாங்கும் போது கவனம் அவசியம். பார்த்த உடனே மக்-கள் விரும்பி வாங்க வேண்டும் என்பதற்காக,
மெழுகு போன்ற பொருட்களை தடவி விற்பனை செய்கின்றனர், இப்படிப்பட்ட பேரிச்சம் பழத்தை வாங்கி உட்கொள்ளும் போது சிலருக்கு ஒவ்வாமையை ஏற்படுத்திவிடும்.

நாள்பட்ட பேரிச்சம் பழத்தை சாப்பிடுவதால் குடலில் அடைப்புகள் ஏற்-படுவதற்கான வாய்ப்புகளும் உண்டு.

இதேபோன்று கர்ப்பிணி பெண்களும் தரமான பேரிச்சை பழத்தை உட்-கொள்வது அவசியம்.

ஒருவயதிற்கும் குறைவான குழந்தைகளுக்கு பேரிச்சம் பழம் உகந்தது அல்ல, ஏனெனில் இதன் அதிகப்படியான நார்ச்சத்து குழந்தைகளின் குடலை பாதிக்கும் அபாயம் உள்ளது.
படுத்தக்பயன்படுத்தும்முறை :
காலையில் எழுந்ததும் வெதுவெதுப்பான பசும் பாலில் ஒரு சிட்டிகை மஞ்சள் தூள், ஒரு ஸ்பூன் தேன் கலந்து குடிக்க வேண்டும். பின்னர் இரண்டு பேரிச்சைப் பழத்தை சாப்பிட வேண்டும். இது போலவே இரவும் குடிக்க வேண்டும். இப்படி தினமும் செய்யும்போது 15 நாட்களிலேயே உங்கள்ரு1..
வைட்டமின் 'ஏ' குறைவினால்தான் கண்பார்வை மங்கலாகும். இதைக் குணப்படுத்த பேரீச்சம் பழமே சிறந்த மருந்தாகும். மாலைக் கண் நோயால் பாதிக்கப் பட்டவர்கள், பேரீச்சம் பழத்தை தேனுடன் கலந்து

ஊறவைத்து சாப்பிட்டு வந்தால் உடலுக்குத் தேவையான எல்லா சத்-துக்களும் கிடைக்கும். இதனால் கண் பார்வைக் கோளாறுகள் நீங்கும். பேரிச்சம் பழத்தை தினமும் காலை மற்றும் மாலையில் என ஒரு மாதம் தொடர்ந்து சாப்பிட்டு வந்தால், உடலினுள் மாற்றம் ஏற்பட்டிருப்பதைக் காண்பீர்கள். ன் தெரிதேனில் ஊறவைத்த பேரீச்சம்பழம் பேரிச்சம் பழத்-தில் ஏராளமான சத்துக்கள் நிறைந்திருப்பது அறிந்ததே.

உடலில் இரத்தம் அதிகரிக்க, ஆண்மை பெருக மூன்று சிறந்த இயற்கை உணவுகள்

அத்திப்பழம், பேரிச்சம்பழம், தேன் ஆகிய மூன்றுமே சிறந்த இயற்கை ஆரோக்கிய உணவுகளாகும். இவை அனைத்தும் நீங்கள் நாள்தோறும் சாப்பிட்டு வந்தால் உடல் வலிமை, நோய் எதிர்ப்பு சக்தி விரைவாக அதிகரிக்கும்.

இதில், பேரிச்சம்பழம் — தேன் கலவை மற்றும் அத்திப்பழம் — தேன் கலவை சாப்பிட்டு வருவதால் உடலில் இரத்தம் அதிகரிக்கும், ஆண்மை பெருகும்.

தேவையான பொருட்கள்:

பேரீச்சம்பழம் — அரை கிலோ (விதை நீக்கியது)

சுத்தமான தேன் — அரை கிலோ

குங்குமப்பூ — சிறிதளவு

செய்முறை :

ஒரு அகண்ட பாத்திரத்தில் அரைக்கிலோ பேரிச்சம்பழம் மற்றும் அரைக்கிலோ தேனை போடவும், அதன் மீது குங்குமப்பூவை சிறிதளவு தூவ வேண்டும். இதை காலையில் 7-8 மணியளவில் இளம் வெயில் நேரத்தில் அரை மணி நேரம் ஊற வைக்க வேண்டும். ஊறிய பிறகு அதை ஒரு பாட்டிலில் போட்டு வைத்துக் கொள்ளுங்கள்

இரவு உறங்க செல்லும் முன்னர், அதில் இருந்து இரண்டு பேரிச்சம் பழத்தை எடுத்து சாப்பிட்டு ஒரு டம்ளர் பால் குடித்துவிட்டு உறங்குங்-கள்.

இரத்த சோகை நீங்கும்

பேரிச்சம் பழத்தில் இரும்புச்சத்து இருப்பதால், இதனை இரத்த சோகை உள்ளவர்கள் உட்கொண்டு வருவது நல்லது.

மலச்சிக்கல்

மலச்சிக்கலால் அவஸ்தைப்படுபவர்கள், பேரிச்சம் பழத்தை இரவில் படுக்கும் போது நீரில் ஊற வைத்து, மறுநாள் காலையில் நீருடன் பேரிச்சம் பழத்தை உட்கொண்டு வந்தால், மலச்சிக்கல் நீங்கும்.

மந்த புத்தியை மாற்றும்

தினமும் 2 பேரிட்சை சாப்பிட்டால் அதில் இருக்கும் வைட்டமின் பி6 மூளையின் செயலாற்றலை அதிகரித்து, அறிவாற்றல், நினைவாற்-றலை ஊக்குவிக்கிறது.Top of Form

இரும்புச்சத்து அதிகரிக்கும்

நான்

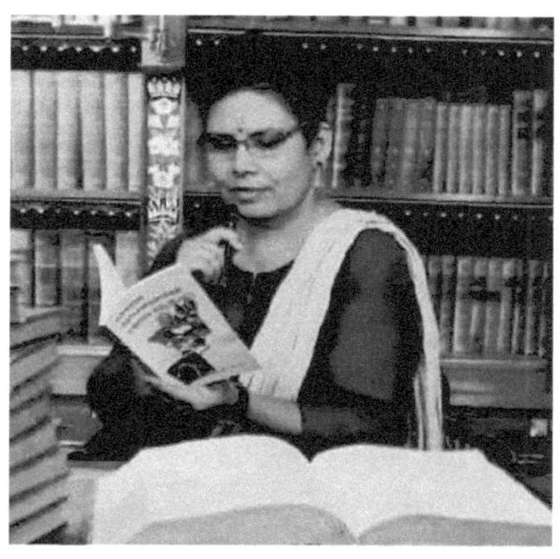

வாசகர்ளால் நான்
வாசகர்களுக்காக நான்

முற்போக்கு எழுத்தாளர் வி.எஸ்.ரோமா – கோயம்புத்தூர்
+91 82480 94200
20 புத்தகங்கள் எழுதியுள்ளேன்
விருதுகள் பல பெற்றுள்ளேன்.
கதை , கவிதை, கட்டுரை, நாவல் பொன்மொழி, நாடகம்
எழுதுவேன்.

என்
எழுத்து
என் மூச்சுள்ள வரை
என் வாசிப்பே
என் சுவாசிப்பு
என்றும்

எழுதிக் கொண்டிருக்க வே
என் ஆசை

நான் திருமணமே செய்து கொள்ளாத பெண்மணி என்பதில்
எனக்கு மகிழ்வே.

என் எழுத்துக்கு முழு ஒத்துழைப்பு கொடுப்பவர்கள் என்
பெற்றோர்களே.

தந்தை
கா சுப்ரமணியன் _ தாசில்தார் - ஓய்வு

தாய்.
சு. கிருஷ்ணவேணி

என் பெற்றோர்களே
என்
எழுத்துக்கும்
எனக்கும் முழு ஒத்துழைப்பு தருகின்றவர்கள் என்பதில்
எனக்கு மகிழ்ச்சியே.

நான் ரோமா ரேடியோ
என்ற பெயரில் எஃப் எம் ஆரம்பித்துள்ளேன்.

என்
எழுத்து
என் ரோமா வானொலி மூலம்
எங்கும் ஒலிக்க
எட்டு திக்கும் ஒலிக்க
என் ஆவல்.

பெண்களை
பெரிதாக நினைத்துப்

பெரும் மகிழ்ச்சியடைந்து
பெருமைப் படுத்த வேண்டும்.

முற்போக்கு எழுத்தாளர்
வி.எஸ். ரோமா
Roma Radio
கோயம்புத்தூர்
+91 82480 94200